BEI GRIN MACHT SICH IHR WISSEN BEZAHLT

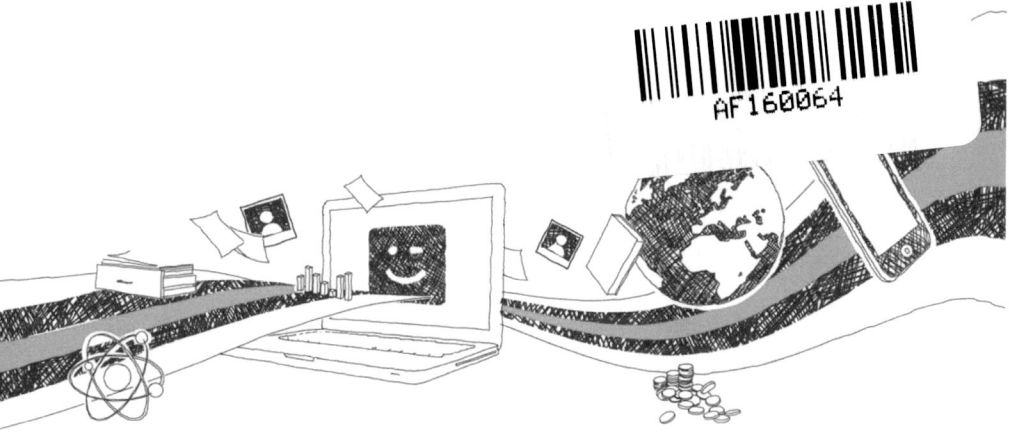

- Wir veröffentlichen Ihre Hausarbeit, Bachelor- und Masterarbeit

- Ihr eigenes eBook und Buch - weltweit in allen wichtigen Shops

- Verdienen Sie an jedem Verkauf

Jetzt bei www.GRIN.com hochladen und kostenlos publizieren

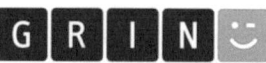

Bibliografische Information der Deutschen Nationalbibliothek:

Die Deutsche Bibliothek verzeichnet diese Publikation in der Deutschen Nationalbibliografie; detaillierte bibliografische Daten sind im Internet über http://dnb.d-nb.de/ abrufbar.

Dieses Werk sowie alle darin enthaltenen einzelnen Beiträge und Abbildungen sind urheberrechtlich geschützt. Jede Verwertung, die nicht ausdrücklich vom Urheberrechtsschutz zugelassen ist, bedarf der vorherigen Zustimmung des Verlages. Das gilt insbesondere für Vervielfältigungen, Bearbeitungen, Übersetzungen, Mikroverfilmungen, Auswertungen durch Datenbanken und für die Einspeicherung und Verarbeitung in elektronische Systeme. Alle Rechte, auch die des auszugsweisen Nachdrucks, der fotomechanischen Wiedergabe (einschließlich Mikrokopie) sowie der Auswertung durch Datenbanken oder ähnliche Einrichtungen, vorbehalten.

Impressum:

Copyright © 2018 GRIN Verlag
Druck und Bindung: Books on Demand GmbH, Norderstedt Germany
ISBN: 9783668851313

Dieses Buch bei GRIN:

https://www.grin.com/document/452741

Anna-Lena Herter

Vergleich des indischen und des deutschen Gesundheitssystems. Ayurvedische Medizin und Physiotherapie

GRIN Verlag

GRIN - Your knowledge has value

Der GRIN Verlag publiziert seit 1998 wissenschaftliche Arbeiten von Studenten, Hochschullehrern und anderen Akademikern als eBook und gedrucktes Buch. Die Verlagswebsite www.grin.com ist die ideale Plattform zur Veröffentlichung von Hausarbeiten, Abschlussarbeiten, wissenschaftlichen Aufsätzen, Dissertationen und Fachbüchern.

Besuchen Sie uns im Internet:

http://www.grin.com/

http://www.facebook.com/grincom

http://www.twitter.com/grin_com

Katholische Hochschule Mainz
Fachbereich Gesundheit & Pflege

Auslandspraktikumsbericht Indien, Hochschulsemester 4

Wie sind das indische und das deutsche Gesundheitssystem aufgebaut?

Hat die traditionelle Ayurveda-Medizin bei Osteoarthritis oder Schlaganfall Vorteile gegenüber der Physiotherapie?

Anna-Lena Herter
B.Sc. Gesundheit & Pflege
Hochschulsemester: 5

Abgabedatum: 16. April 2018

Inhaltsverzeichnis

Einleitung 1

1. Aufbau der Gesundheitssysteme 2

1.1 Aufbau des deutschen Gesundheitssystems 2

1.2 Aufbau des indischen Gesundheitssystems 3

1.3 Vorteile und Schwächen der Gesundheitssysteme 4

2. Studienlage – Ayurveda und Physiotherapie im Vergleich 5

2.1 Suchvorgang, Suchhistorie und methodisches Vorgehen 5

2.2 „Modulation of Cardiac Autonomic Dysfunction in Ischemic Stroke following Ayurveda (Indian System of Medicine) Treatment" 6

2.3 „Comparative effectiveness of a complex Ayurvedic treatment and conventional standard care osteoarthritis oft the knee – study protocol for a randomized controlled trial." 7

2.4 Zusammenfassung und Ausblick 9

3. Erfahrungsbericht 9

Literaturverzeichnis 11

Einleitung

Indien bildet mit 1,3 Milliarden Einwohnern das bevölkerungsstärkste Land nach China und konnte in den letzten 15 Jahren ein Wachstum von 8% im Bruttoinlandsprodukt (BIP) verzeichnen. Dadurch wurde die Schwelle vom Entwicklungsland hin zum Industriestaat überschritten (vgl. Weder di Mauro, 2008, 9). Allgemein betrachtet sollte dies eine Verbesserung in der Grundversorgung, der Infrastruktur, der Bildungsmöglichkeiten und des Lebensstandards jedes Einzelnen bedeuten. Schon die zu beobachtende soziale Ungleichheit deutet auf einen dysfunktionalen Zusammenhang zwischen Wachstum und Verteilung hin.

Der geschichtliche Bezug zur Wirtschaftlichkeit hat sich in den letzten Jahrzehnten einem ständigen Umschwung unterzogen. Gemessen an verschiedenen wirtschaftlichen und soziokulturellen Faktoren lässt sich sagen, dass die Rate der weltweiten Ungleichheit in den sozialen Gefügen seit 1820 um 60% zugenommen hat und erst seit 1950 stagniert (vgl. ebd., 12). Nach wie vor fehlt es dem Staat Indien an Möglichkeiten, eine grundlegende Versorgung von Gesundheit, Arbeit und Bildungsmöglichkeiten für all seine Bevölkerungsklassen und Kasten zu gewährleisten. So lag das BIP in Indien während der Kolonialzeit stets höher als in China. Nach dem Ende der Kolonialzeit und der Unabhängigkeit Indiens im Jahre 1947 war daher mit einer Konjunkturperiode zu rechnen, die allerdings zur erwarteten Zeit nie eintraf (vgl. ebd., 201). Gemessen an den Zahlen von 1998 übersteigt das BIP von China das indische um das dreifache. In den vergangenen 15 Jahren konnte Indien den wirtschaftlichen Rückstand zwar verbessern, aber nicht ausgleichen. 250 Millionen Inder leben daher zum heutigen Zeitpunkt unterhalb der Armutsgrenze (vgl. ebd.,197).

Abseits von allen wirtschaftlichen Verbesserungen und globalen Interessen der Weltwirtschaft steht der essentielle Wunsch jedes einzelnen Menschen nach Gesundheit. Der Kern der medizinischen Behandlung in Indien beruht seit Jahrtausenden auf ayurvedischen Prinzipien. Das Konzept wurde zwischen 500 v. Chr. und 500 n. Chr. entwickelt und verfolgt das innere körperliche Gleichgewicht. Die drei Elemente Luft, Galle und Schleim spielen dabei eine zentrale Rolle und können bei einem Ungleichgewicht Krankheiten verursachen (vgl. Eckert, 2000, 31). Durch viele Rezepturen von Ölen und Essenzen und Anleitungen zu Eigenbehandlungen trägt der Erkrankte ein hohes Maß an Eigenverantwortlichkeit.

Aber was passiert, wenn diese naturgestützte Eigenbehandlung nicht mehr ausreicht? Hat ein sozial benachteiligter Landbewohner die gleichen medizinischen Möglichkeiten und Rechte wie ein durchschnittlich verdienender Bewohner eines Ballungsraums? Wie finanzieren sich die einzelnen Distrikte Indiens im Vergleich zum Sozialstaat Deutschland?

In der folgenden Arbeit wird auf die angeführten Fragen durch einen direkten Vergleich zwischen dem deutschen und dem indischen Gesundheitssystem eingegangen. Beleuchtet wird der staatlich vorgegebene Aufbau des deutschen und indischen Gesundheitswesens und die realistische Umsetzung mit ihren Vorteilen und Schwächen, die am Ende durch einen Erfahrungsbericht abgeschlossen wird. Ebenfalls im Hauptteil aufgeführt, findet sich ein durch Studien belegter Vergleich des ayurvedischen Behandlungskonzepts mit der westlichen Herangehensweise in der Physiotherapie.

1. Aufbau der Gesundheitssysteme

1.1 Aufbau des deutschen Gesundheitssystems

Das deutsche Gesundheitssystem fundamentiert auf den Krankenkassen, die in einen gesetzlichen und einen privaten Zweig unterteilt werden. Etwa 86% der Bevölkerung erhält ihre Primärversorgung über die gesetzlichen Krankenkassen. 11% sind in den privaten Krankenkassen registriert und die restlichen 3% sind in speziellen Programmen erfasst. Nichtregistrierte Einwanderer sind bei akuten Erkrankungen und Schwangerschaften sozialversichert. Die Kosten des Arbeitnehmers in Bezug auf die gesetzlichen Krankenkassen belaufen sich auf 14,6% des Bruttoeinkommens und sind durch eine Abgabenobergrenze eingedämmt. Zusätzlich bleibt ein Zusatzbeitrag von bis zu 1%, je nach Krankenkasse, zu zahlen. Durch diesen Beitrag werden außerdem automatisch die nicht-erwerbsfähigen Ehegatten und Kinder abgedeckt. Private Krankenkassen hingegen sind vor allem für jüngere Menschen mit einem guten Einkommen attraktiv, da die Versicherungen in diesem Fall vielversprechende Dienstleistungen zu niedrigen Prämien anbieten können. Alle Privatversicherten zahlen bei Eintritt in eine der 42 privaten Krankenkassen einen risikoabhängigen Beitrag, der sich nach Geschlecht, Alter und Komorbiditäten richtet (vgl. Mossialos et al., 2016, 69).

Das Leistungsspektrum der gesetzlichen Krankenkassen reicht von der stationären und ambulanten Krankenhausversorgung, Arztbesuchen, psychiatrischen Diensten über Physiotherapie, verschreibungspflichtigen Medikamenten bis hin zur Versorgung mit medizinischen Hilfsmitteln und den altersabhängigen regelmäßigen Vorsorgeuntersuchungen. Die häusliche Pflege von Angehörigen wird zusätzlich über eine Pflegeversicherung abgesichert. Das Leistungspaket wird gesetzlich festgelegt und über den Bundesausschuss beschlossen. Trotz allem bezogen sich 13,6% der gesamten Ausgaben im Jahr 2013 auf Zusatzzahlungen aus der eigenen Tasche ohne Unterstützung des Kassensystems (vgl. ebd., 70).

Das deutsche Gesundheitswesen ist gespickt mit unterschiedlichen Sicherheitsnetzen. Zum einen sind Kinder und Jugendliche unter 18 Jahren von den Abgaben und Beiträgen gänzlich befreit. Für alle Beitragszahler gibt es eine jährliche Obergrenze von 2% des Haushaltseinkommens, wenn es um die Zuzahlung von Zusatzleistungen geht. Dadurch werden Menschen mit chronischen Krankheiten geschützt, die ohne diese Regelung vor einem hohen Kostenberg stehen würden. Zudem übernimmt der Sozialstaat die Krankenkassenkosten für Menschen die arbeitslos oder arbeitsunfähig sind (vgl. ebd., 70).

Im Vergleich zu anderen Ländern liegt in dieser Struktur ein großer Schwerpunkt auf den präventiven Maßnahmen. Krankenkassen und Pflegeeinrichtungen investieren jährlich 500 Millionen Euro in die Prävention. 300 Millionen fließen davon in die Gesundheitsförderung von Kindertagesstätten, Schulen und in die Arbeitsplätze. Zusätzlich werden Krankenhäuser mit 500 Millionen Euro pro Jahr unterstützt. Die Problematik in diesem System besteht vor allem darin, dass diese Gelder oftmals nicht in die Pflegekräfte oder andere Heilmittelerbringer investiert werden, sondern in die Qualitätssicherung und Forschung im Bereich der Pharmakologie (vgl. ebd., 76).

1.2 Aufbau des indischen Gesundheitssystems

Deckungsgleich wie in der deutschen Verfassung nach Artikel 2, Absatz 2: „Jeder hat das Recht auf Leben und körperliche Unversehrtheit." (Europäische Konvention, Grundgesetz der Bundesrepublik Deutschland, 2008, 10) gilt auch in Indien das Recht auf Leben und Gesundheit. Die Regierung betrachtet Gesundheitsversorgung als ein öffentliches Gut und die Gesundheit als das Menschenrecht eines jeden Individuums. Der Zugang zu einer qualitativ hochwertigen Gesundheitsversorgung und den Dienstleistungen ohne finanzielle Schwierigkeiten betrachtet die Regierung als oberstes Ziel.

Aufgeteilt wird die Organisation zwischen der Zentralregierung und den 29 Bundesstaaten mit den sieben zusätzlichen Unionsterritorien. Die Bundesstaaten sind alleine für die Bereitstellung von Gesundheitsdiensten zuständig. Der Staat hingegen regelt internationale Verträge, die medizinische Ausbildung, die Lebensmittelprävention, die nationale Krankheitskontrolle und die Familienplanungsprogramme (vgl. ebd., 77).

Der Grundgedanke, dass Krankenkassen dazu dienen sollen die breite Bevölkerung im Falle von Krankheit abzusichern, ist zwar bereits verbreitet, realistisch jedoch noch nicht umsetzbar. So werden bis zu jetzigem Stand 71,6% der Ausgaben im Gesundheitssektor aus privaten Mitteln finanziert. 26,7% stehen daher der steuerzahlenden Bevölkerung pro Jahr zu. Allerdings besteht die Problematik, dass rund 70% der Bevölkerung unterhalb der Armutsschwelle zu registrieren ist, was in Zahlen bedeutet, dass nur 36 Millionen, also 27% der Menschen, in einem Krankenversicherungssystem registriert sind. Private Krankenversicherungen werden zwar auch angeboten, können jedoch nur von einer geringen Zahl der städtischen, wohlhabenden Bevölkerung in Anspruch genommen werden. Für die gesamte Bevölkerung kostenfrei sind jedoch die Programme gegen weit verbreitete Krankheiten wie HIV, das Dengue-Fieber oder Malaria. Mütter und Kinder werden gegen die gängigsten Krankheiten immunisiert. Die Verfügbarkeit von medizinischem Personal, Ausrüstung und Medikamenten variiert innerhalb der verschiedenen Distrikte allerdings enorm. So stehen beispielsweise 0,7 Ärzte und 1,1 Krankenschwestern einer Gruppe von 1000 Menschen zur Verfügung (vgl. ebd., 79).

Als Sicherheitsnetz für die in Armut lebende Bevölkerung gilt nur eine Reihe von staatlich finanzierten Zentren, die die Gesundheitsversorgung für einige Patienten teilweise oder gänzlich übernehmen (vgl. ebd., 78).

Die momentanen Ziele der Regierung liegen auf der flächendeckenden Finanzierung von medizinischen Gütern und einer Sicherung der Gesundheitsversorgung in den ländlichen Gebieten. Außerdem sollte es zu einer Reform der Krankenkassen kommen, die einen verstärkten sozialen Ansatz mit sich zieht und verhindert, dass sich die bereits arme Landbevölkerung in immer höhere Kosten stürzt, nur um eine Basisgesundheit erhalten zu können (vgl. ebd. 84).

1.3 Vorteile und Schwächen der Gesundheitssysteme

Vorteile des deutschen Gesundheitswesens ist im Kern der soziale Aufbau, was bedeutet, dass im Grunde niemand ohne eine gesundheitliche Absicherung durch eine Kasse leben muss. Auch sozial benachteiligte Menschen und Asylbewerber sind nach Gesetz in dieses System integriert und erhalten eine bestmögliche Versorgung. Positiv bleiben auch die Vorsorgeuntersuchungen zu erwähnen, die von Kindesbeinen an bis ins hohe Alter regelmäßig durchgeführt werden und so einen hohen Maßstab auch im präventiven Bereich setzen. Auch der palliative Bereich wird in der Struktur des deutschen Gesundheitswesens keinesfalls vernachlässigt. Hospize und Krankenhäuser begleiten einen Sterbenden zum Großteil auf Kosten der Kassen. Negative Aspekte bilden sich in den vergangenen Jahren im Bereich der sogenannten Zwei-Klassen-Medizin, die sich immer mehr durch die Aufteilung der Bevölkerung in die gesetzlichen Krankenkassen und die privaten Krankenkassen zuspitzt. Die Versicherten der privaten Krankenkassen genießen Vorteile wie kurze Terminwartezeiten, ausgedehntere Diagnostikverfahren und die Kostenübernahme von Medikamenten, die für Versicherte in den gesetzlichen Krankenkassen nicht erstattet werden. Zudem gibt es Probleme der Umverteilung bezüglich der staatlichen Unterstützung. Lobbyarbeit leistet vor allem die Pharmaindustrie, welche viele staatliche Gelder subventioniert. Andere Sektoren, wie der große Bereich der Pflegekräfte oder Heilmittelerbringer wie Physiotherapeuten, Ergotherapeuten oder Logopäden bekommen diese Kluft daher seit Jahrzehnten zu spüren.

Der Ansatz des indischen Gesundheitswesens ist grundsätzlich ähnlich zu vielen westlichen Systemen, jedoch in ihrer Umsetzung nur in den Ballungsräumen im Norden Indiens und unter der wohlhabenden Bevölkerung umsetzbar. Die Separation zwischen privaten und gesetzlichen Krankenkassen ist in vivo kaum merklich umgesetzt, da zu fast jeder Leistung, die von einem Mediziner erbracht wird, ein weiterer Kostenaufwand entsteht, der von dem betroffenen Patienten erbracht werden muss. Die Regelung, dass es sowohl staatliche Vorgaben, aber auch eigenständige Vorgaben innerhalb der 29 Distrikte gibt, ist positiv und negativ zu bewerten. Einerseits ist es für die Verallgemeinerung eines geordneten Gesundheitswesens nicht förderlich, dass jeder Staat auf eigene Regeln und Gesetze besteht, da dies die Kluft zwischen den wohlhabenderen Bundesstaaten im Norden und den benachteiligten Staaten im Süden zunehmend verschärft. Positiv ist allerdings, dass durch diese Regelung jeder Staat in der Lage ist eigene Schwerpunkte in Bezug auf örtliche Krankheitsbilder selbst zu legen. Als Beispiel lässt sich dabei HIV nennen, welches im Staat Maharashtra im Vergleich zu den anderen Distrikten am stärksten verbreitet ist. Die Japanische Enzephalopathie hingegen häuft sich vor allem im Norden. Durch eine etwas untergliederte Gesundheitspolitik können so Präventivprogramme zu speziellen und vor Ort ansässigen Krankheitsbildern gezielter wahrgenommen und gefördert werden.

Unabhängig von verschiedenen Kassensystemen bildet die größte Kluft im indischen Gesundheitswesen, wie auch im alltäglichen Umgang zwischen Patienten und Krankenhäusern, beziehungsweise Ärzten, das seit Jahrhunderten bestehende Kastensystem. In der Realität haben daher die niederen Kasten keine Chance ihre Probleme einem Facharzt zu unterbreiten, geschweige denn eine Behandlung zu erhalten.

2. Studienlage – Ayurveda und Physiotherapie im Vergleich

2.1 Suchvorgang, Suchhistorie und methodisches Vorgehen

Auf die Fragestellung hin „Hat die traditionelle Ayurveda-Medizin Vorteile gegenüber der Physiotherapie?" wurde in der medizinischen Datenbank PubMed eine Schlagwortsuche initiiert. Gesucht wurde nach den Schlagworten „Ayurveda", „treatment" und „physiotherapy".

Gefiltert wurden die gefundenen 70 Studien durch die zeitliche Eingrenzung von fünf Jahren und die Verfügbarkeit der kostenfreien Volltextstudie. Das Endergebnis ergab neun passende Studien zu dem gesuchten Pool aus Schlagwörtern, von denen folgend zwei vorgestellt werden.

Im methodischen Vorgehen wurden beide Studien mit der „Checkliste – Therapiestudien" nach Professorin Sabine Corsten auf deren interne und externe Validität hin überprüft.

Search	Add to builder	Query	Items found	Time
#3	Add	Search **ayurveda treatment physiotherapy** Filters: Free full text; published in the last 5 years	9	14:10:13
#2	Add	Search **ayurveda treatment physiotherapy** Filters: published in the last 5 years	19	13:56:54
#1	Add	Search **ayurveda treatment physiotherapy**	70	13:56:49

2.2 „Modulation of Cardiac Autonomic Dysfunction in Ischemic Stroke following Ayurveda (Indian System of Medicine) Treatment" (Jaideep, Nagaraja Pal, Sudhakara & Talakad, 2014).

Die erste Studie befasste sich mit der Fragestellung, wie sich Ayurveda und die konventionelle Behandlung bei Patienten nach einem Schlaganfall auf der Grundlage einer kardialen Dysfunktion auswirkt. Dabei wurden 50 Patienten, die in den letzten vier Wochen einen Schlaganfall erlitten hatten, in zwei randomisierte Gruppen unterteilt und über 15 Tage täglich therapiert. Einschlusskriterien waren das Alter zwischen 20 und 60 Jahren, ein erster Schlaganfall in den vergangenen 30 Tagen mit stabilem neurologischen Status und einer motorischen Auffälligkeit von mindestens einer Extremität. Ausschlusskriterien waren eine schwere Aphasie, ernstzunehmende Komorbiditäten und Schwangerschaften. Gruppe 1 erhielt eine konventionelle Behandlung mit Thrombozytenaggregationshemmern, Antikoagulantien, Antihypertensiva, Physiotherapie und Logopädie, falls nötig. Gruppe 2 erhielt ebenfalls wie Gruppe 1 die Basismedikation und Logopädie. Anstelle von Physiotherapie wurde jedoch ein traditionelles ayurvedisches Behandlungsverfahren gestellt. Dieses bestand aus Abhyanga, einer methodischen Massage, Bhashpa svedana, einer Dampftherapie und verschiedenen Ölen und Essenzen. Matra basti diente dabei der Regulation der Darmaktivität,

Balaswagandhadi taila und Ashtavarga kashaya wurde zur Hemmung von Fieber, Atrophien und Paralysen oral verabreicht. Die Messparameter konzentrierten sich auf die Herzfrequenz, den Blutdruck, die sympathische Vagusaktivität und den Baroreflex. Alle Behandlungen und Diagnostiken fanden für beide Gruppen am Vormittag zu gleichen klimatischen Bedingungen in neurologischen Zentren in Bangalore statt (vgl. Jaideep et al., 2014, 2).

Zusätzlich gab es eine weitere Kontrollgruppe von gesunden Menschen, deren diagnostische Werte später mit beiden Behandlungsgruppen abgeglichen wurden. Dabei kam heraus, dass sich die Werte aller Stroke-Patienten beider Gruppen den Werten der gesunden Patienten hinsichtlich des Blutdrucks annäherten und stabilisierten. Auch die Herzfrequenz und die Vagusaktivität stabilisierten sich (vgl. Jaideep et al., 2014, 4). Viele Werte wurden auf Seite 4 präzise unterteilt und tabellarisch im Vergleich dargestellt (vgl. ebd.). Im Vergleich der beiden Behandlungsgruppen untereinander kam es dabei in Gruppe 2 zu statistisch signifikanteren Verbesserungen vor allem hinsichtlich der Ruheherzfrequenz und der Sympathikusaktivität als in Gruppe 1 mit der konventionellen Behandlung und Physiotherapie (vgl. ebd.,4).

Was letztendlich als positiv zu bewerten ist, ist die genaue Beschreibung der ayurvedischen Behandlung mit einer Listung aller verwendeten Öle und Essenzen mit der Bezeichnung in Latein. Auch das Vorgehen der Massage und der Dampftherapie wurde erläutert. Zudem wurden die Untersuchungsbedingungen präzise umschrieben und auch die demographischen Daten und die gemessenen Parameter tabellarisch oder in Diagrammen visualisiert. Zur Generalisierbarkeit lässt sich sagen, dass ein ayurvedisches Programm unter nötigem Zeitaufwand in einer Frührehabilitation durchaus vorstellbar wäre, die Langzeitmessung der Effekte jedoch bisher ausbleibt. Negativ ist zudem die geringe Kohorte von 50 Schlaganfallpatienten und der ausbleibenden Vorstellung der behandelnden Personen, die in der ayurvedischen Medizin möglichst erfahren sein sollten. Außerdem wird erwähnt, dass es sich um eine randomisierte kontrollierte Studie handelt, das Vorgehen innerhalb der Randomisierung wird jedoch nicht erläutert. Es wird daher selbstverständlich empfohlen, Folgestudien mit größeren und randomisierten Kohorten durchzuführen und auf ein präzises Vorgehen im methodischen Teil zu achten.

2.3 „Comparative effectiveness of a complex Ayurvedic treatment and conventional standard care osteoarthritis oft the knee – study protocol for a randomized controlled trial" (Witt et al., 2013).

Folgend wird die zweite Studie aus dem Jahr 2013 vorgestellt, wobei es sich lediglich um ein Studienprotokoll einer randomisierten, kontrollierten Studie handelt, da die Studie noch nicht abgeschlossen, beziehungsweise veröffentlicht wurde. Ziel der Studie soll es sein, eine traditionelle ayurvedische Behandlung mit den modernen Leitlinien zum Thema Osteoarthritis (OA) des Knies zu vergleichen, da die Kosten in der Behandlung von Osteoarthritis in Deutschland und der ganzen Welt seit Jahren ansteigen(vgl. Witt et al., 2013, 2). Durchgeführt wird die Studie an der Charité und dem Immanuel Krankenhaus Berlin. Einschlusskriterien waren das Alter zwischen 40 und 70 Jahren, eine Osteoarthritis an mindestens einem Knie, die von einem Spezialisten diagnostiziert wurde. Hinzu kam eine Schmerzintensität von mindestens vier Millimetern auf der Visual Analogue Scale (VAS). Unter Ausschluss standen Patienten mit einer vorherigen Dysplasie des Knies, einer Arthritis aus dem rheumatoiden Formkreis, Autoimmunerkrankungen, maligne Erkrankungen, Knieoperationen oder der Beginn einer OA-Behandlung in den vergangenen vier Wochen sowie Schwangerschaften (vgl. ebd., 2013, 4). Die Randomisierung der Patienten in zwei Gruppen erfolgte über eine Computersoftware, auf die die Behandler weder Einsicht, noch Zugriff hatten (vgl. ebd., 2013, 4). Die Messparameter waren zum einen der Western Ontario McMaster University Osteoarthritis Index (WOMAC) und die VAS. Beide Assessments wurden bei Patienten mit beidseitiger OA auf jeweils das stärker betroffene Knie angewendet. Die Verfahren wurden jeweils nach sechs und zwölf Wochen und sechs und zwölf Monaten angewandt (vgl. ebd., 2013, 4). Die Ayurveda-Gruppe bediente sich verschiedener manueller Techniken und Massagen, Ernährungsberatung, Lebensstil-Beratung, Yoga und täglichen Eigenmassagen. Insgesamt gab es 15 Anwendungen, die bis zu 90 Minuten dauern konnten. Die konventionelle Gruppe erhielt eine Behandlung, die von Orthopäden, Operateuren und Physiotherapeuten durchgeführt wurde und an der deutschen OA-Leitlinie orientiert war. Durchgeführt wurde diese Anwendung ebenfalls über 15 Einheiten, jedoch mit einer Dauer von 45 Minuten (vgl. ebd., 2013, 5). Da es sich bei der vorgestellten Studie lediglich um ein Studienprotokoll handelt, können die Studienergebnisse bisher leider nicht vorgestellt werden und verursachen daher auch einige nicht zu beantwortende Lücken in der methodischen Beurteilung der internen und externen Validität.

Nichtsdestotrotz kann als positiv ein insgesamt qualitativ hochwertiges methodisches Vorgehen erwähnt werden, da die Randomisierung der Patienten in einem extra Absatz sehr genau umschrieben wird und die demographischen Daten sich in beiden Gruppen decken. Das Ziel der Studie ist es ausdrücklich, bei 80% der Teilnehmer ein primäres Zielkriterium zu messen. Das Ergebnis bleibt dabei letztendlich abzuwarten. Da sich die Gruppen in der Dauer der Therapie deutlich unterscheiden (Ayurveda 90 Minuten und Konventionell 45 Minuten) soll ebenfalls nach der Korrelation zwischen Effizienz und Effektivität geforscht werden, was nach Studienabschluss vollends beurteilt werden kann. Negativ bleibt zu bewerten, dass es keine Verblindung von Probanden und Therapeuten gibt, was aber schon im Protokoll für Folgestudien empfohlen wird. Abschließend lässt die Studie neben der hohen internen Validität auf eine ebenfalls hohe externe Validität hoffen. Zwar könnte die Kohorte vergrößert werden und auch das gesamte ayurvedische Prinzip sollte in Folgestudien näher beleuchtet werden, doch lässt das bisherige methodische Vorgehen auf eine gute Generalisierbarkeit hoffen. Fraglich ist allerdings erneut die Umsetzbarkeit in den Praxisalltag, was hoffentlich in der Beurteilung von Effizienz und Effektivität näher beleuchtet wird.

2.4 Zusammenfassung und Ausblick

Zusammenfassend bleibt bei beiden Studien zu loben, dass sie sich mit traditionellen Herangehensweisen aus der jahrhundertealten indischen Kultur und Behandlung nach ayurvedischen Prinzipien orientieren. Diese Herangehensweise wird deutlich erschwert, da sich die Forscherteams nicht auf eine Vielzahl an vorangegangenen Studien berufen können, da der Bereich der ayurvedischen Behandlung bisher nur selten einen Forschungsinhalt darstellte. Nichtsdestotrotz wird Ayurveda in den hochentwickelten Zentren der indischen Medizin ausgeübt und bietet daher eine hohe Relevanz an nachfolgenden Studien. Die ayurvedischen Prinzipien bieten daher sowohl im Inland, als auch in den westlichen Staaten einen interessanten Zweig an neuen, beziehungsweise alten Behandlungsansätzen und könnten bei verschiedenen Krankheitsbildern zu einem Anstoß in der Therapieentwicklung führen.

Ayurveda bietet nicht nur durch die medikamentöse oder manuelle Behandlung sinnvolle Ansätze, sondern bereitet Patienten durch eine Beratung bezüglich Lebensstil, Eigenbehandlungen und Übungen auf einen eigenverantwortlichen Umgang mit Krankheiten vor.

3. Erfahrungsbericht

Basierend auf einem Auslandseinsatz und den damit verbundenen Erfahrungen folgt nun zusätzlich eine persönliche Kritik am indischen Gesundheitswesen.

Wie zu erwarten, gibt es in der Theorie und Praxis eine deutlich wahrzunehmende Kluft. Der gesetzlich angegebene Vorsatz der Regierung, eine medizinische Versorgung in den ländlichen Gebieten zu ermöglichen, bleibt seit Jahren ohne merklichen Effekt. Schwangere bekommen zwar eine einzige ultraschalldiagnostische Untersuchung zu Beginn der Schwangerschaft, jedoch keine folgenden. Die Rate der Sectios wird durch medizinisch unbegründete Empfehlungen der Ärzte in die Höhe getrieben. Die Kosten tragen dabei die verunsicherten Eltern, denen weder eine zweite ärztliche Meinung, noch die Unterstützung einer Hebamme gewährt wird, beziehungsweis finanziell möglich ist. Folgeuntersuchungen für das

Neugeborene finden im Anschluss nicht statt, da es sich die sozial benachteiligten Eltern nicht leisten können und auch keine Unterstützung der Regierung zu erwarten ist. Säuglingstode steigen daher erwartungsgemäß in die Höhe. Generell werden Patienten oftmals einer weitreichenden Diagnostik unterzogen, die die gesamten Ersparnisse des Patienten verschlingt, ohne dass eine wirkliche medikamentöse, operative oder konservative Behandlung folgt. Auch die Verteilung der Gelder, die dem Gesundheitssektor von Seiten der Regierung überlassen werden, ist höchst fragwürdig. So befinden sich im Norden viele hochentwickelte Fachkliniken, die im technischen Fortschritt auf gleicher oder höherer Ebene mit westlichen Gesundheitseinrichtungen stehen. Die Krankenhäuser in den unterentwickelten ländlichen Regionen erhalten dafür keinerlei finanzielle Unterstützung. Sie finanzieren sich oft nur aus Spenden aus dem Ausland und den sehr geringen Zuzahlungen der Bevölkerung. Viele Krankenhäuser werden von Glaubenskonventen geführt und müssen sich auf die Unterstützung der zugehörigen ausländischen Konvente verlassen.

Ganz grundlegend werden neben der mangelhaften Organisation und der schlechten Verteilung der medizinischen Gelder mit der Aufrechterhaltung des Kastensystems Prinzipien verletzt, die zum Teil unter die Menschenrechte fallen. So steht zwar in der Verfassung, dass jeder ein Recht auf Leben und Gesundheit hat, doch wie ist das umsetzbar, wenn die Regierung nicht die nötigen Mittel dazu bereitstellt? Das Scheitern dieses Plans beginnt zu großen Teilen schon in der Verweigerung vieler Ärzte, wenn es darum geht, Patienten aus den unteren Kasten zu untersuchen oder zu behandeln.

Indien wird aufgrund des gestiegenen Bruttoinlandsprodukts nicht mehr zu den Entwicklungsländern gezählt, was in vivo nicht bedeutet, dass die Regierung großen Wert auf die medizinische Versorgung und Gleichberechtigung aller ihrer Bevölkerungsschichten legt. Das Bruttoinlandsprodukt alleine bietet keinen ausreichenden Messwert, um den Entwicklungsstand einer Nation ausreichend zu beurteilen. Die allgemeine Hoffnung beruht darauf, dass die Menschen unterhalb der Armutsgrenze einen Weg aus ihrer Mittellosigkeit finden, um diese, seit Jahrhunderten veralteten, Strukturen zu revolutionieren.

Literaturverzeichnis

Eckert, W. U. (2000). *Geschichte der Medizin.* Heidelberg: Springer Verlag.

Europäische Konvention (2008). *Grundgesetz der Landesverfassung.* Mainz: Institut für staatsbürgerliche Bildung in Rheinland-Pfalz.

Jaideep, S.S., Nagaraja, D., Pal, P.K., Sudhakara, D. & Talakad, S.N. (2013). Modulation of Cardiac Autonomic Dysfunction in Ischemic Stroke following Ayurveda (Indian System of Medicine) Treatment. *Evidence-Based Complementary and Alternative Medicine,* 2014:634695.

Mossialos, E., Wenzl, M., Osborn, R. & Sarnak, D. (2016). *2015 international profiles of health care systems.* New York: Commonwealth Fund.

Weder di Mauro, B. (2008). *Chancen des Wachstums – Globale Perspektiven für den Wohlstand von morgen.* Frankfurt/New York: Campus Verlag.

Witt, C., Michalsen, A., Roll, S., et al. (2013). Comparative effectiveness of a complex Ayurvedic treatment and conventional standard care in osteoarthritis of the knee--study protocol for a randomized controlled trial. *Trials journal, 5*(23), 14:149.

BEI GRIN MACHT SICH IHR WISSEN BEZAHLT

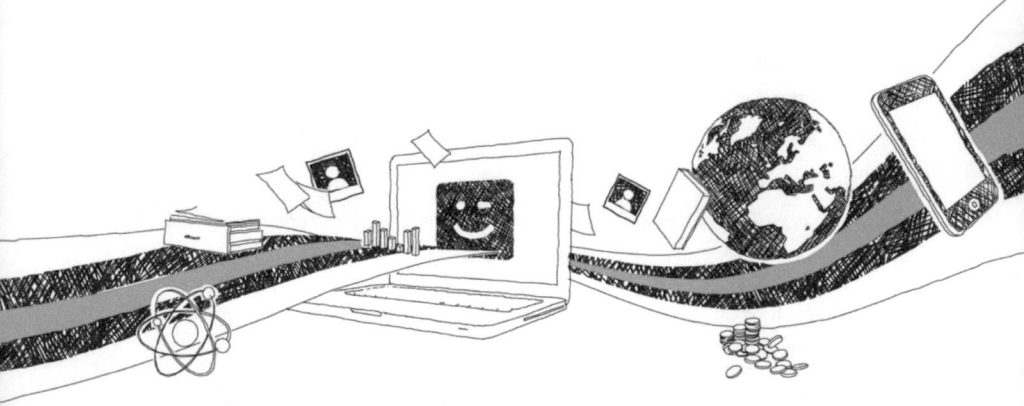

- Wir veröffentlichen Ihre Hausarbeit, Bachelor- und Masterarbeit

- Ihr eigenes eBook und Buch - weltweit in allen wichtigen Shops

- Verdienen Sie an jedem Verkauf

Jetzt bei www.GRIN.com hochladen und kostenlos publizieren

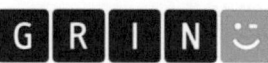